ÉTUDE

DE

THÉRAPEUTIQUE HYDRO-MINÉRALE

*(Extrait des Annales de la Société d'hydrologie médicale de
Paris, t. XVIII.*

DU MÊME AUTEUR :

— Remarques sur un cas de péri-œsophagite primitive, 1864.

— Remarques sur l'action sédative immédiate des Sources ferrugineuses de Forges-les-eaux (Seine-inférieure) dans quelques affections nerveuses. 1868.

— Etude médicale sur la cure de Carlsbad (Bohême), 1870.

— Notes et observations pour servir à l'histoire du traitement thermal des maladies du cœur, in Annales de la Société d'Hydrologie médicale de Paris, tom. XVII, 1871-1872.

— Etude sur le siége et les conditions pathogéniques de l'affection dite, dyspepsie intestinale, 1873.

ÉTUDE

DE

THÉRAPEUTIQUE HYDRO-MINÉRALE

DES CONDITIONS DE L'ACTION PHYSIOLOGIQUE ET
THÉRAPEUTIQUE

DES

EAUX FERRUGINEUSES DE FORGES

(SEINE-INFÉRIEURE)

Par le D' CAULET,

INSPECTEUR-ADJOINT DES EAUX DE SAINT-SAUVEUR,

Ancien inspecteur des Eaux de Forges ;
Ancien interne et lauréat des Hôpitaux de Paris ;
Membre de la Société d'Hydrologie Médicale de Paris,
de la Société de Médecine de l'Elysée, etc.

Mémoire honoré d'une Médaille d'argent par l'Académie de
Médecine.

PARIS

ADRIEN DELAHAYE, LIBRAIRE-ÉDITEUR

PLACE DE L'ÉCOLE-DE-MÉDECINE

1873

ÉTUDE

DE

THÉRAPEUTIQUE HYDRO-MINÉRALE

DES CONDITIONS DE L'ACTION PHYSIOLOGIQUE ET
THÉRAPEUTIQUE

DES

EAUX FERRUGINEUSES DE FORGES (Seine-Inférieure).

I.

Malgré le grand nombre de travaux dont la médication ferrugineuse a été l'objet depuis une vingtaine d'années et malgré l'importance des résultats obtenus, on ne saurait nier que l'histoire thérapeutique du fer ne présente encore bien des obscurités. Sans doute, les propriétés médicales de ce précieux agent sont bien connues, les questions d'indication et de contre-indication ont été résolues avec une rare précision, mais l'analyse physiologique ne nous a pas encore donné la raison de son action, nous ignorons ce qu'il devient dans l'économie, quel système il influence directement, quels sont ses émonctoires, nous ne savons même pas si réellement il est absorbé. En l'ignorance des conditions de l'activité thérapeutique du remède, bien des problèmes offerts par la pratique demeurent insolubles ; trop souvent l'observation la plus minutieuse est incapable de nous expliquer pourquoi la médication, réussissant ici, échoue là ; pourquoi telle préparation a guéri lorsque telle autre était impuissante, pourquoi cette même préparation, inerte pendant des semaines, des mois, est tout à coup devenue efficace et curative. Enfin, pour nous guider dans les questions importantes de l'opportunité de la médication, de la durée du traitement, du choix de la forme, du moment de l'administration, nous n'avons aucune base rationnelle et sommes forcés d'aller au hasard et en tâtonnant.

L'observation attentive des phénomènes physiologiques et des effets pathogénétiques des eaux de Forges, en nous révélant les circonstances favorables au développement de l'action thérapeutique de ces eaux, permet d'éviter ces incertitudes : elle nous a mis à même de poser des règles certaines pour l'administration des eaux et la direction de la cure, et, si nous ne nous abusons, les données qu'elle fournit peuvent aider à la solution des problèmes qu'offre encore l'histoire de la médication ferrugineuse.

II.

Les malades qui font le traitement hydro-minéral à
Forges, peuvent être rangés, selon les effets produits,
en deux catégories.

1° Les uns, paraissant bien digérer les eaux, présentent dès les premiers jours des phénomènes pathogénétiques bien tranchés, à savoir :

a. Des bouffées de chaleur au visage, des battements
dans les tempes, des étourdissements, des vertiges. Ces
symptômes s'observent surtout le matin au moment où
le malade prend les eaux et après les repas. Dans la
matinée, ils sont fugaces et faciles à dissiper, il suffit
pour cela de la marche au grand air, mais ils revien-
nent aisément et quelques malades les éprouvent à
chaque verre d'eau ; après le dîner, le soir, ils sont plus
intenses et moins mobiles ; outre les vertiges, les
éblouissements, les malades ont souvent alors la face
rouge, vultueuse, la tête lourde, ils deviennent pares-
seux à se mouvoir. Ces accidents qui témoignent d'un

certain degré de congestion vers la tête sont constants et généralement assez prononcés pour que les buveurs les accusent d'eux-mêmes et s'en plaignent, sans qu'il soit besoin d'attirer leur attention à cet égard. Quelques personnes sont si sensibles à l'action des eaux qu'il suffit de l'ingestion d'un seul verre de *Reinette* pour les provoquer; aussi chez les sujets prédisposés aux mouvements fluxionnaires vers la tête doivent-ils être surveillés de près, et modérés par l'emploi méthodique des révulsifs.

b. Le développement de l'appétit, qui bientôt devient excessif, et parfois se change en une véritable boulimie. C'est, là encore, un phénomène constant chez les malades dont nous parlons et qui survient, quelle que soit la maladie qui les amène aux eaux. Cet appétit est si impérieux qu'il n'est pas rare de voir des personnes raisonnables ne pouvoir attendre le moment du déjeuner (10 heures et demie) et, malgré notre défense expresse, manger en cachette du pain entre leurs verres d'eau. Cet accroissement de l'appétit aurait bien d'autres inconvénients s'il n'était accompagné d'un développement parallèle de la puissance digestive; mais heureusement, malgré le peu de modération que la plupart mettent à satisfaire ce besoin renaissant, malgré les incroyables excès qui se commettent journellement à *table d'hôte*, l'estomac suffit à sa tâche et il est exceptionnel de rencontrer une indigestion. Toutefois nous n'hésitons pas à rapporter à cette intempérance habituelle la plus grande intensité des phénomènes congestifs observés le soir après le dîner.

c. Une diurèse prononcée; très-peu de temps après avoir bu, le malade est forcé de *rendre ses eaux*, comme l'on dit, et même ce besoin, par la fréquence de son retour, est un des ennuis de la cure. Il résulte de nos expériences que la quantité d'urine rendue le matin au moment de la prise des eaux l'emporte de beaucoup sur celle de l'eau ingérée.

Outre ces accidents, les malades de notre première catégorie en présentent d'autres du côté de la peau, des systèmes nerveux, musculaire, etc., sur lesquels nous ne nous arrêtons pas, notre but n'étant pas d'étudier ici les effets des eaux de Forges. Nous ferons seulement remarquer que les malades présentant les phénomènes que nous venons de décrire éprouvent, en même temps, les effets curatifs de l'eau et que chez eux *les selles conservent la coloration normale*.

2° Dans une autre catégorie de buveurs on n'observe aucun effet physiologique et le malade ne retire aucun effet de la cure. Par contre, assez souvent, non toujours, il paraît mal supporter les eaux, les trouve lourdes à l'estomac, il survient des complications du côté du tube digestif, état saburral, constipation, etc. Or, *chez tous ces malades les selles prennent et gardent une coloration noire caractéristique.*

En résumé, deux séries de malades : les uns accusant les effets physiologiques et thérapeutiques des eaux, chez lesquels les selles conservent leur coloration normale, les autres n'éprouvant aucun résultat de la cure et dont les selles prennent une coloration noire.

Sans doute, tous les baigneurs qui suivent la cure à Forges ne se rangent pas, absolument et pour toute la durée du traitement, dans l'une ou l'autre de ces catégories. Il est ordinaire de les voir passer de l'une à l'autre, mais la règle générale est invariable : tout malade, qui à un moment donné de la cure, n'accuse pas les effets physiologiques des eaux, n'en ressent pas non plus d'effet curatif et a les selles teintes en noir ; tout malade qui pendant la cure a les selles de coloration normale, présente des effets physiologiques et s'il y a lieu, des effets thérapeutiques (1). — Ces lois sont faciles à vérifier sur certains sujets névropathiques, chez lesquels

---

(1) Nous verrons plus loin que la réciproque n'est pas vraie.

l'action curative des eaux, se traduisant par une sédation immédiate, est rapidement appréciable. On voit chez ces malades divers accidents (l'état nerveux, des hyperesthésies variées, le sentiment habituel de courbature, l'insomnie, etc. etc.) se calmer ou disparaître, tant que les selles restent normales, pour revenir dès que celles-ci prennent la coloration noire.

Ces faits minutieusement observés, maintes fois constatés, nous paraissent donner la clef de l'activité thérapeutique des eaux de Forges, dans ces maladies, en même temps qu'ils permettent de résoudre divers problèmes que présente leur emploi. Nous avons pensé que dans les cas où la cure hydro-minérale n'avait produit aucun résultat, ce manque d'action devait être expliqué par le défaut d'absorption du seul principe minéralisateur des eaux, le fer, dont la présence dans les selles était révélée par la coloration noire de ces dernières; qu'au contraire, dans les cas où le traitement avait eu tous ses effets, il fallait en rapporter la cause à cet agent dont les selles, par leur aspect normal, semblent attester l'introduction intégrale dans l'économie.

En un mot, nous avons admis que : 1° la condition de l'activité thérapeutique des eaux de Forges est l'absorption du fer qui les minéralise; 2° que l'inspection des selles indique si cette absorption est faite ou non.

Ces propositions ont besoin d'être développées et légitimées. Sans doute l'on ne fera pas difficulté de reconnaître que le fer est l'agent essentiel des eaux de Forges, mais cet agent peut il bien être absorbé?

Ceci nous mène à la question de l'absorption des préparations ferrugineuses. On sait que, pendant longtemps, la réalité de cette absorption fut considérée comme un fait parfaitement établi. D'une part, les recherches des chimistes ayant montré la présence constante de ce métal dans nos humeurs et tissus ; d'autre part, divers expérimentateurs ayant cru trouver un excès de ce métal dans les urines et le sang porte d'animaux dans l'estomac desquels ils avaient injecté une solution de sulfate de fer, la question paraissait jugée. Rien n'était plus facile alors que d'expliquer l'action thérapeutique de ce médicament ; en même temps qu'il restituait au sang l'élément qui lui manque, se répandant au moyen de ce liquide par tout l'organisme, il allait stimuler, tonifier les divers organes, de façon à rendre plus parfaites l'innervation et la nutrition.

En 1853, Cl. Bernard étudiant les lois de l'absorption dans la série animale, découvrit que plusieurs substances y étaient absolument réfractaires, notamment les ferrugineux. De quelque façon qu'il s'y prît, jamais il ne lui fut possible de faire cheminer dans le corps, par la voie de l'absorption, un composé de fer. Les expériences qu'il fit à cet égard semblent particuliérement démonstratives. En voici un exemple :

On injecte, dans le tissu sous-cutané du cou d'un lapin, une solution de lactate de fer, et aussitôt aprés, de la même manière, on introduit à la partie interne de la cuisse droite une solution de cyanure de potassium. Au bout d'une heure, la peau du col ayant été fendue, on trouve une coloration bleue intense dans tous les points du tissu cellulaire du cou, où le lactate de fer s'était étendu ; au contraire en examinant le tissu cellulaire de la cuisse droite, on put constater qu'il n'y avait pas la moindre trace de coloration bleue. Cependant l'urine, exempte de sel de fer, contenait une grande quantité de cyanure de potassium. — Dix-huit heures après, ces résultats sont encore les mêmes. Dans cette expérience, le sel de fer ne s'est donc pas propagé dans l'économie, et il a été arrêté par les tissus là où il a été déposé, tandis que le cyanure de potassium a pu être absorbé, parcourir l'organisme, venir réagir sur le sel de fer retenu sur place et enfin apparaître dans les urines (1). Cette expérience et d'autres semblables qui ont

(1) L'histoire des recherches de C. Bernard sur le point qui nous occupe, montre que le περὶ ὠφελέων d'Hippocrate s'applique

donné des résultats dans le même sens, ont conduit Cl.
Bernard à ces questions. Est-il certain que les sels de
fer soient réellement absorbés ? Et ne sont-ils pas plutôt
retenus dans les voies digestives qu'ils auraient pour
effet de stimuler, en même temps qu'ils seraient préci-
pités par les matières organiques pour être ensuite
réjetés avec les selles ?

Partisans de l'absorption des ferrugineux, commencez
par prouver que le fer administré pénètre réellement
dans l'économie ?

A ces doutes élevés par Cl. Bernard, on n'a à opposer
que les expériences antérieures de Tiedmann et Gmélin,
auxquelles nous avons fait allusion, et celles de Bruck,
de Dribourg. Ce dernier (1) n'ayant donné aucun détail
sur le mode opératoire suivi pour constater le passage
du fer dans le sang, l'on ne sait quelle valeur on doit
accorder aux résultats obtenus. Les expériences de

aussi bien à l'observation physiologique qu'à l'observation clinique. L'expérience que nous venons de rapporter semble aussi
concluante que possible, cependant la déduction qu'elle paraît im-
poser est fausse, ainsi que l'eut bientôt constaté l'illustre physiologiste; si, en effet, on renverse les temps de cette expérience,
qu'on injecte d'abord le prussiate de potasse et quelque temps
après le sel de fer, la réaction des deux sels se produit aussitôt
dans le sang et donne naissance au bleu de Prusse.

(1) *Journ. des conn. médico-chirurg.*, t. IV, p. 216.

Tiedmann et Gmélin (1) sont plus précises, mais de l'aveu même de Quévenne, partisan de l'absorption du fer, elles sont insuffisantes et il serait nécessaire de les répéter. Tel est le point où la chimie a laissé la question.— Mais, si la chimie est impuissante à vérifier le fait de l'introduction du fer dans l'économie pendant la médication ferrugineuse, est-ce une raison pour le nier lorsque, d'ailleurs, la clinique le démontre? La chimie n'est-elle pas également incapable de saisir, sur le fait, le passage du fer dans l'alimentation, que cependant il faut bien admettre, puisqu'elle-même a constaté la présence constante de ce métal dans nos tissus. Sans donc être arrêté par ces doutes de l'illustre physiologiste, nous croyons de nos observations pouvoir conclure : 1° que l'eau de Forges n'agit que (2) dans les cas où le fer qu'elle contient est absorbé ; 2° qu'avec certaines précautions dans l'administration de ces eaux, l'on a dans l'inspection des selles un moyen, facile et précis, de vérifier si cette absorption a eu lieu ou non.

(1) Recherches sur la route que prennent diverses substances pour passer de l'estomac dans le sang, 1821.

(2) Cette conclusion s'applique au traitement des névroses et d'autres affections, flux, congestions, hémorraghies justiciables de l'action dynamique (névrosthénique ou astringente) du fer. Elle ne s'applique pas à celui de la chlorose, maladie dans laquelle il faut bien reconnaître que le fait de l'action curative du fer demeure encore inexpliqué.

III.

Pour que l'eau de Forges soit entièrement utilisée,
il est nécessaire qu'elle soit ingérée quand l'estomac
est vide et au repos ; l'eau alors passe telle quelle à tra-
vers ses parois, avec tout son principe minéralisateur ;
elle ne laisse aucun résidu ; les selles restent normales.
Au contraire, si l'estomac est en travail de digestion,
il n'en est plus ainsi : la composition chimique de l'eau
étant altérée, et son fer précipité par les sucs acides et les
matières albuminoïdes du ventricule(1), cet organe n'agit
plus sur de l'eau minérale naturelle, mais sur un précipité
métallique ; dès lors, les choses se passent comme avec

(1) On sait que Leras, (Répert. de pharmacie, t. VI, 1849,
p. 105, a le premier attiré l'attention sur ce fait de la décompo-
sition des sels solubles de fer au contact du suc gastrique. Leras
toutefois, faisait exception pour le pyrophosphate ferrico sodique
et le tartrate ferrico-potassique, mais Mialhe (*Bul. de thérapeutique*, t. XXXVIII, 1850, p. 550) a montré que ces deux sels pré-
cipitaient comme les autres par la suc gastrique et que la loi
était générale, résultat confirmé par les recherches subséquentes
de Quévenne. (*Mémoire sur les ferrugineux, in. arch. de physiol.
de thérapeut. et d'hygiène*, 1854.)

les préparations ordinaires de la pharmacie : la dissolu-
tion du remède est subordonnée aux vicissitudes de la
digestion, aux hasards des rencontres dans le long par-
cours de l'estomac et des intestins, finalement l'absorption est très-faible, comme l'on sait, relativement à la
masse de fer ingérée, parfois nulle (1), et le fer rejeté

(1) Ainsi qu'il résulte des recherches de Corneliani (*Annali uni-
versali di medicina*, 1843), de Brüeck (*Journal des conn. médico-
chirurg.*, t. IV, p. 206), de Quévenne (*mémoire cité sur les ferrugineux, etc.*) et enfin de celles plus récentes de M. Schiff. — Il ne
sera pas sans intérêt de reproduire ici, l'opinion de l'habile physiologiste à cet égard. « Il a été prouvé expérimentalement, que
« bien rarement il en était dissous (de limaille de fer porphyrisée)
« même une très-faible partie, et que chez le plus grand nombre
« des malades elle passait inaltérée sans avoir été digérée, après
« avoir fatigué plus ou moins l'estomac. La limaille de fer ne
« peut être dissoute que dans un estomac tout à fait normal, par
« une digestion très-active, tandis que le plus souvent l'état des
« malades pour lesquels le fer métallique sera indiqué doit plu-
« tôt en faire suspendre l'usage jusqu'au moment où par d'autres
« moyens toniques et même par des sels de fer l'estomac se soit
« fortifié et rapproché [de l'état normal. — La limaille de fer ne
« se dissout même pas dans l'estomac à l'état normal, ni dans le
« sac gastrique physiologique, mais seulement dans le suc gas-
« trique qui, grâce à la présence du phosphate de chaux ou de
« corps féculents peu absorbables ou pour d'autres circonstances,
« renferme un acide libre plus fort que l'acide normal. — La
« limaille de fer ne se dissout pas non plus dans l'intestin, de
« telle sorte que cette substance médicamenteuse n'atteint en

avec les selles leur donne une coloration noire caractéristique. C'est donc surtout le matin, à jeun, qu'il
convient de prendre les eaux; on doit les boire pures,
non coupées de lait ou de sirop, comme certains
auteurs le recommandent; on se gardera d'en mettre
avec le vin aux repas, non que cette pratique trop généralement suivie, ait quelques inconvénient au point de
vue de la digestion, mais parce que les eaux ingérées
dans l'état de plénitude de l'estomac, n'étant pas entièrement utilisées, noircissent les selles et que le médecin
se trouve ainsi privé du seul critérium qui indique sûre-
ment si tout le fer pris le matin à jeun a été absorbé,
s'il doit en augmenter ou diminuer la dose, etc.

Quelques personnes peuvent, sans malaise, prendre
et supporter des doses énormes d'eau minérale, mais

« aucune manière le but cherché, si la digestion est normale.
« Cela est si vrai que depuis quelques années, M. Schiff se sert
« pour les fistules stomacales de ses chiens de canules de fer
« battu, qui ne subissent pendant longtemps nulle altération, à
« moins que l'animal ne mange des os ou des substances qui dé-
« veloppent de l'acide lactique libre; dans ce cas la surface est
« légèrement altérée et si le fait se renouvelle souvent elle peut
« finir par être en partie dissoute. » *Discours d'introduction au
cours de physiologie, traduit de l'Imparziale, Lyon médical, août
1870.*

bien peu sont capables d'en utiliser plus de deux litres. En général, dès que les malades dépassent 5, 6 et 7 verres d'eau de Cardinale, leurs selles noircissent. Et, qu'on ne pense pas que si, avant d'en être arrivé à cette dose, leurs selles sont restées nettes, c'est que la masse de fer ingérée était trop faible pour les teindre. Il suffit d'un seul verre d'eau de Cardinale, non utilisée, pour leur donner une teinte sombre, caractéristique.

L'observation montre que la quantité d'eau utilisée par chaque malade ne demeure pas la même tout le temps de la cure; très-légère au début, elle augmente peu à peu, lorsque le traitement est bien conduit, atteint un maximum, décroît, puis rapidement tombe à zéro. Le malade alors semble saturé de fer; si faible que soit la dose employée, les selles restent noires (1); la saison thermale est terminée, et s'il est indiqué d'en faire une seconde, le malade ne sera en état d'en profiter qu'après un repos de huit à quinze jours.

---

(1) Il est curieux de noter que les expériences de Brüeck sur des lapins ont donné des résultats analogues; « En totalité la « masse de sang d'un lapin n'a pu être saturée de plus de 40 ou « 50 centigrammes (8-10 grains); l'assimilation sembla ensuite « s'arrêter pour quelque temps et les masses de fer ultérieure- « ment administrées furent évacuées pendant quinze jours chez « les lapins. » *Loc. cit.*

Cette période de *saturation* se manifeste plus ou moins vite selon les cas pathologiques et selon la manière dont les eaux ont été prises. Chez les sujets raisonnables, qui savent aller lentement, graduellement, résignés à n'ingérer d'eau que ce qu'ils peuvent utiliser, elle ne survient guère qu'à la fin de la quatrième semaine. Les gens trop pressés, qui boivent sans méthode et sans raison, ce sont les plus nombreux, sont souvent obligés de terminer la cure dans le cours de la troisième semaine et quelquefois avant.

Outre les caractères tirés de l'inspection des selles qui montrent que l'économie n'est plus apte à l'assimilation de l'eau minérale, la période de saturation s'accuse ordinairement par des phénomènes bien tranchés. Ce sont : quelques accidents généraux, fatigue, courbature, insomnie, malaise fébrile ; des maux de tête, étourdissements, vertiges ; du dégoût, divers troubles de la digestion, du ballonnement du ventre, la diminution des urines qui deviennent roses et chargées, des éruptions cutanées, acnés, furoncles, etc. Cet ensemble symptomatique est analogue à ce qu'ailleurs on appelle la poussée ; il est exceptionnel de voir les malades y

échapper complètement et l'effort du médecin doit
tendre à en retarder le développement le plus longtemps
possible.

Certains états du tube digestif rendent infructueuse
l'administration des eaux de Forges, et, sans aborder ici la
difficile étude des indications et contre-indications de ces
eaux dans les affections chroniques de l'estomac, nous
devons appeler l'attention sur quelques dispositions des
premières voies, trop peu importantes pour mériter le
nom de maladie et passant communément inaperçues,
mais qui empêchent le sujet de profiter des eaux et né-
cessitent une cure préparatoire. Ces dispositions morbides peuvent être rattachées à la pléthore abdominale
ou à l'état saburral dont elles seraient, en quelque
sorte, la forme le plus atténuée ; il est, du reste, plus
aisé d'en donner la description que de les définir. L'observation montre donc que les sujets — qui avec de l'appétit, de bonnes digestions et des selles régulières, ont
le matin, à jeun, le goût fade, la bouche un peu pâteuse,
les urines rares, fortes en couleur et sédimenteuses — ne
sont pas en état d'utiliser les eaux ; elles les supportent
mal et de suite voient leurs selles se colorer en noir.
Il en est de même de ceux qui, avec l'intégrité apparente

des fonctions digestives, ont cependant les bords et la
pointe de la langue hérissée de papilles rouges et comme
turgescentes, avec un sentiment d'ardeur à la bouche, les
urines rares et un léger degré de courbature le matin
au réveil malgré une bonne nuit.

Si insignifiants que semblent ces symptômes, ils sont
une contre-indication formelle à l'emploi immédiat des
des eaux. Leur cause se trouve ordinairement dans
l'abus des toniques, des stimulants, des viandes rouges,
des vins généreux, excès relatifs que les sujets affaiblis
commettent si volontiers.

Rien n'est plus facile que de les dissiper, il suffit du
repos, d'une nourriture douce, peu abondante, de quelques boissons délayantes et enfin d'une ou deux pur-
gations.

Pour compléter cet aperçu des conditions de l'utili-
sation des eaux de Forges, nous devons noter que certains malades paraissent absolument incapables de profiter de la cure ; quoique l'on fasse et parfois sans que
rien explique cette anomalie, il est impossible de les
mettre à même d'absorber le fer contenu dans les eaux.
Si faible que soit la dose employée, les selles deviennent

noires et si l'on insiste il survient des accidents. Le D^r
Cisseville donnait alors l'eau de la Reinette (1) par cuil-
lerée... Mais, ainsi réduite, la cure produit-elle d'autres
effets que ceux qui peuvent résulter de l'usage simul-
tané du bain et du séjour à la campagne ? — Dans ces
circonstances exceptionnelles dont la clinique nous
fournit les analogues chez ces sujets syphilitiques ou
paludéens, dont les organes digestifs se refusent absolument à l'absorption des mercuriaux ou de la quinine,
et que l'on guérit très-bien en traitant par les mé-
thodes cutanée ou sous-cutanée, nous avons eu l'idée
d'administrer l'eau en lavement, et, chez trois malades
qui ont accepté ce mode de traitement nous avons
obtenu les résultats les plus satisfaisants ; de nouvelles
observations seraient toutefois nécessaires pour nous
fixer sur la valeur pratique de ce procédé (2).

(1) La moins minéralisée des trois sources de Forges, dont l'eau
contient par litre, 22 milligrammes de crénate de fer, soit un cen-
tigramme de fer métallique.

(2) Depuis plusieurs années que nous avons recueilli ces observations, nous avons eu quelquefois occasion de recourir aux
lavements ferrugineux (avec 5 centig. de sulfate de fer), chez des
malades qui ne pouvaient supporter l'usage interne des préparations chalybées. Dans diverses formes de catarrhe utérin et
dans des névropathies chroniques graves avec prédominance des

On voit par cet exposé sommaire qu'il est possible d'établir des *règles certaines* pour l'administration des eaux de Forges et la direction de la cure hydrominérale. Le médecin sachant que cette cure n'est efficace que si le fer, qui minéralise l'eau, est absorbé et ayant dans l'inspection des selles un critérium fidèle de cette absorption peut, en chaque cas particulier, baser sa conduite d'après des faits positifs et sans rien livrer au hasard. Dès les premiers jours il est à même de juger si le traitement est utilisé, si avant de le poursuivre il y a lieu de faire un traitement préparatoire ; si la cure peut avoir un bon résultat, si elle doit certainement échouer ; il sait indiquer avec précision la quantité d'eau que le malade doit boire, le moment où il peut passer des sources faibles aux sources fortes, celui où il convient d'arrêter la cure ; lorsque enfin celle-ci, ayant produit ses effets physiologiques, n'a pas donné d'effet thérapeutique, il peut affirmer que l'indication du fer était falla-

symptômes de l'oppression des forces, l'effet a été assez remarquable pour que nous nous croyons autorisé à appeler l'attention sur ce mode de traitement. Nous ajouterons que dans tous les cas où il a réussi, une amélioration a été obtenue dès les premiers lavements, assez frappante pour décider le malade à accepter la méthode et à la continuer un certain temps.

cieuse et qu'il n'y a pas lieu d'insister actuellement sur son emploi (1).

(1) Il importe de mentionner que ces règles sur l'administration des Eaux des forges et la direction de la cure, ainsi que les considérants qui les motivent, s'appliquent surtout au traitement des affections nerveuses. Les observations thérapeutiques qui forment l'objet du présent mémoire, déduites de l'étude des effets du traitement hydro-minéral sur des malades névropathiques, lesquels forment la majeure partie de la clientèle de Forges, ne peuvent pas être généralisées. Si elles sont vraies également pour certaines affections catarrhales, congestives et hémorrhagiques, elles cessent absolument de l'être pour la chlorose et les divers états morbides compris sous le nom d'anémie.

Nous n'avons pas fait difficulté de rapporter à l'action du fer les divers phénomènes qui se manifestent si rapidement après l'ingestion de quelques verres et quelquefois d'un seul verre d'eau de Forges. C'est qu'en effet, à part le fer, la chimie ne constate dans ces eaux que les sels les plus insignifiants et aux doses les plus minimes, 20 centigrammes par litre, c'est-à-dire moins de matériaux que n'en contient l'eau que nous buvons à nos repas, et qui sert à tous nos usages domestiques. Les expériences du professeur Chevalier et les recherches multipliées de Cisseville ont montré qu'elles ne contiennent pas d'arsenic; on n'invoquera pas une action de la basse température des eaux, (6° à 7° centigr.) puisque leurs effets sont les mêmes lorsqu'on les prend tiédies; on n'accordera pas une part plus grande à l'acide carbonique dont l'eau de Forges contient en combinaison une faible quantité (un quart de volume)... On est donc forcé de conclure que c'est au fer et rien qu'au fer qu'il faut attribuer tous les résultats de la cure. Eh quoi ! une aussi faible quantité de fer atteignant à peine 5 centigrammes par jour, pourrait, dès l'abord amener la manifestation de phénomènes physiologiques aussi accusés ? Il faut bien l'admettre, et d'ailleurs il est facile de montrer que cette dose n'est insignifiante qu'en apparence. Lorsqu'on fait usage des préparations ordinaires on sait qu'en aucune circonstance la masse du fer administré n'est complétement absorbée ; qu'au contraire la quantité livrée à l'absorption est toujours extrêmement faible. Il résulte des patientes investigations de Quévenne (1) que pour introduire dans le suc gastrique 5 centigr. de fer métallique, il faut employer de fer réduit un demi-gramme, de carbonate de fer sec 1 gramme, de lactate de fer 1 gr. 20, et de safran de mars près de 3 gram. Or, nous venons de voir qu'avec l'eau de Forges la totalité du fer ingéré pouvait être absorbé ; ce fait capital donne la raison de leur grande activité ; un litre d'eau de la Cardinale utilisée, introduisant dans le sang 6 centigr. de fer métallique, se trouve être ainsi l'équivalent physiologique de plus d'un demi-gram. de fer

(1) Mémoire sur l'action physiol. et thérap. des ferrugineux ; 1854. Voyez le quatorzième tableau, p. 331.

réduit, de 1 gram. de carbonate de fer sec, de 1 gr. 20 de lactate et de 3 gram. de safran de mars. Le même fait explique aussi pourquoi les eaux de Forges ont si vite et bien agi alors que d'autres préparations ferrugineuses, souvent variées et prises avec persévérance, n'avaient donné aucun bon résultat. Si l'on se rappelle que chez les malades l'absorption du fer n'est pas un fait constant, fatal de la médication chalybée, que souvent les masses de fer ingérées sont rendues intégralement dans les selles, n'est-il pas vraisemblable que, dans les cas dont nous parlons et où précisément l'on a parfois constaté la coïncidence de troubles fonctionnels sérieux de la digestion, le remède n'a pas agi parce qu'il n'a pas été introduit en suffisante quantité dans le sang et mis ainsi à même d'exercer ses vertus curatives ?

L'action des eaux de Forges expliquée, il reste encore à se demander pourquoi l'agent ferrugineux qui les minéralise est absorbé, dans des cas où les matériaux solubles de la pharmacie, administrés d'après les mêmes principes, étaient réfractaires à l'absorption ; mais cette question confine aux questions insolubles. Nous ne savons le pourquoi de rien ; dire que la forme sous laquelle le fer existe dans ces eaux présente une perfection à laquelle nos préparations médicamenteuses ne sauraient atteindre, ne serait pas répondre et nous n'avons qu'à avouer notre ignorance.

FIN.

A. PARENT, imprimeur de la Faculté de Médecine, rue M. le Prince, 31.